PLEINDOUX père, Docteur

EN MÉDECINE,

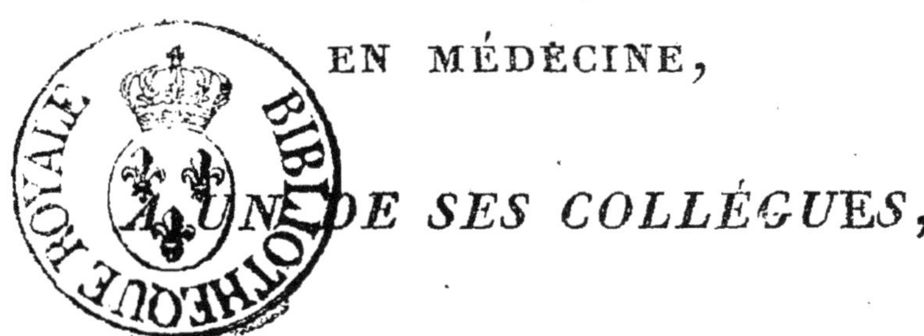

À UN DE SES COLLÉGUES,

Sur la prétendue Réfutation publiée par
MONSIEUR TUECH, *pharmacien,*
à Nismes.

Je m'empresse, mon cher docteur, de répondre
à la lettre que vous avez eu la bonté de m'adresser.
Vous venez de lire, me dites-vous, un écrit publié
par Monsieur Tuech, pharmacien, à Nismes,
dans lequel je figure depuis le commencement
jusqu'à la fin, et vous êtes étonné que je ne vous
aie jamais entretenu de cette affaire ?.... c'est que
j'avais pris la détermination de n'en parler à personne ; je voulais avoir la conscience de ne l'avoir
communiquée à qui que ce soit ; je n'en ai causé,
je vous le jure, qu'avec ceux qui m'en ont parlé
les premiers ; et vous voyez que j'ai été fidèle à
cette détermination, puisque je n'ai pas même
fait exception en faveur de la plus sincère amitié.
Même aujourd'hui, si le désir de vous satisfaire

me tenait moins à cœur, ma réponse à votre lettre serait fort courte; elle porterait seulement ces mots: *Vous avez lu la prétendue Réfutation de Monsieur Tuech, tant pis pour lui; maintenant faites comme feront toutes les personnes raisonnables entre les mains de qui elle tombera; jetez-là au feu, et n'en parlons plus.*

Mais il s'agit d'un cas de médecine: vous voudriez le connaître ? L'écrit de Monsieur Tuech ne vous apprend rien, et vous trouvez qu'il est fort difficile de savoir de quel côté se trouve la raison, quand on n'a pas entendu les deux parties. Eh bien ! mon cher docteur; ne vous fâchez plus ! ne pouvant rien vous refuser, je vais vous faire connaître la vérité dans tout son jour; et lorsque vous serez parfaitement instruit de tous les faits et circonstances, vous pourrez juger sans prévention.

Pour ne pas dénaturer une affaire dont la matière est grave, et le parti qu'on a voulu en tirer fort ridicule, vous me permettrez de commencer d'abord par ne vous parler que comme médecin, c'est-à-dire de ne vous entretenir que de l'observation médicale qui a donné lieu à la prétendue Réfutation; et ensuite je prendrais le ton convenable pour répondre aux impostures dont cet écrit est rempli, et les apprécier à leurs justes valeurs.

(3)

OBSERVATIONS

Sur les effets d'un bol composé de quinze grains de mercure doux (calomelus), *cinq grains de rhubarbe, et quantité suffisante de sirop de sucre.*

M. Fabre père, teinturier de cette ville (Nismes), d'un tempérament bilioso-sanguin, âgé de quarante à cinquante ans, est sujet à la goutte, qui le prend par accès plus ou moins rapprochés; il a aussi de temps en temps des coliques néphrétiques.

Il éprouva, dans le courant du mois de juin dernier (1826), un accès violent de coliques néphrétiques; lorsqu'elles furent passées, que le malade fut en pleine convalescence, il fut évacué avec une potion huileuse de ricin, qui lui fit le plus grand bien.

Les effets salutaires de ces évacuations me portèrent à conseiller à M. Fabre de se tenir le ventre libre et de se purger tous les huit ou dix jours, afin d'éloigner les accès de la goutte et ceux des coliques néphrétiques. Pour obtenir ce résultat, je lui formulai une ordonnance ainsi conçue :

Prenez : Mercure doux, un gros;
Rhubarbe en poudre, un scrupule ;
Sirop de sucre, quantité suffisante,
Pour une masse à diviser en cinq
pilules égales.

Le malade devait en prendre une chaque fois qu'il aurait voulu se purger.

M. Fabre avala une de ces pilules le 21 juillet 1826, à trois ou quatre heures du matin. Dans moins d'une heure, il se sentit une colique et le besoin de venir à la garde-robe ; il se leva, se mit sur le vase de nuit et poussa une forte selle. Un mal au cœur le prit ; il voulut se relever pour se remettre dans son lit ; mais à peine fut-il debout, qu'il se laissa tomber, et perdit connaissance.

Porté dans son lit par deux ou trois de ses compagnons, il revint un peu de sa syncope ; mais alors se déclarèrent tous les symptômes d'un véritable *miserere.*

Je fus appelé. Ne pouvant me rendre moi-même auprès du malade dans le moment, mon fils Étienne y fut. Ne sachant pas ce qui s'était passé précédemment, il ne voit que la syncope, et ordonne une potion anti-spasmodique ; mais apprenant que M. Fabre avait avalé, à quatre heures du matin, un bol dont mon fils ignorait la composition, il quitta le malade pour venir me dire dans quelle situation il l'avait laissé. J'accourus, et je trouvai M. Fabre dans l'état suivant :

Il avait à peine repris ses sens ; il poussait des gémissemens plaintifs : le visage était un peu bouffi , de couleur plombée ; les lèvres violettes , le ventre métuorisé et douloureux au toucher , le pouls petit et très-fréquent , la respiration suspirieuse et lente , la langue humide , la bouche un peu écumeuse , les extrémités froides , des envies de vomir constantes , des vomissemens fréquens ; sur-tout si on lui faisait prendre quelque chose , il le rejetait aussitôt. Les coliques du ventre se renouvelaient souvent ; elles étaient accompagnées de petites évacuations alvines avec tenesme.

Un pareil état chez un homme qui, la veille , n'était point malade , qui avait bien passé la nuit , et à qui je n'avais ordonné que quinze grains de mercure doux et cinq grains de rhubarbe , dose que je ne craindrais point de donner à un enfant de dix ans , fut loin de me paraître naturel. Je soupçonnai alors que le *calomelus* pouvait bien ne pas être parfaitement pur, et contenir quelques atomes de sublimé carrosif , ou bien qu'il y avait eu erreur de dose chez le pharmacien ; et sans faire part à personne de mes soupçons , je demandai des œufs frais. Je fis prendre au malade des blancs d'œufs battus avec un peu d'eau sucrée. Le premier blanc d'œuf fut rejeté par le vomissement , le deuxième ne le fut qu'en partie , le troisième ne le fut pas du tout , ni ceux que je donnai après. Et par les effets de l'albumine , par ceux de linges chauds appliqués sur la poitrine et sur les extrémités du malade , par ceux enfin d'autres

(6)

dérivatifs appliqués à la plante des pieds, etc.,
l'orage passa ; et, après cinq heures de soins pen-
dant lesquelles je voulus bien être auprès de
M. Fabre, non-seulement son médecin, mais son
garde-malade, tant le danger était pressant, il fut
retiré de cet état fâcheux.

Ce fut alors qu'un beau-frère de M. Fabre, qui
vint le voir dans ce moment, me proposa une
consultation. La chose était devenue inutile ; mais
comme je ne refuse jamais les consultations, quand
les malades ou leurs parens les desirent, j'accep-
tai celle proposée chez M. Fabre ; et M. Martin
et M. Roux furent convoqués pour deux heures
de l'après-midi.

M. Martin seul se rendit ; M. Roux ne vint point,
par indisposition. Je fis à mon collègue, M. Martin,
le narré, que je viens de vous faire à vous-même ;
mais comme, à deux heures, tout accident avait
cessé, le résultat de la consultation fut de recom-
mander au malade de suivre les conseils de son
médecin ordinaire.

La convalescence de cet accident a été assez
longue et pénible ; M. Fabre a gardé le lit plus
de quinze jours ; il se sentait faible et accablé ; il
n'a repris ses forces et sa santé que peu à peu.

Voilà l'exposé fidèle de tout ce qui s'est passé
chez M. Fabre ; ce fait n'est point de nature à être

caché ; je ne me contente pas de vous donner la lettre initiative du nom du malade, qui ne permet pas de s'assurer de rien ; je vous dis, au contraire, que c'est M. Fabre père, maître teinturier, demeurant rue et maison du Grand-Couvent (Petit-Temple). L'observation que je viens de vous communiquer a eu de nombreux témoins ; outre le malade, il y a encore madame son épouse, monsieur son fils, sa demoiselle, madame sa belle-fille, M. Ribot, son beau-frère ; sa domestique et deux ou trois compagnons ; ils ont tous vu l'état fâcheux de leur respectable chef, et la conduite que j'ai tenue auprès de lui. A votre premier voyage à Nismes, allez trouver ces braves gens, ensemble ou séparément, et, mon observation à la main, informez-vous si tout ce que je viens de vous dire n'est pas de la plus exacte vérité.

Sans avoir communiqué mes soupçons à personne qu'au médecin consultant, je desirais rencontrer Monsieur Tuech, pour lui en parler. L'occasion ne tarda point de se présenter : ayant rencontré ce pharmacien chez qui le bol en question avait été préparé, je le conduisis se promener un instant avec moi, et lui racontai fidèlement ce qui s'était passé chez M. Fabre.

En lui faisant cette confidence, je n'avais qu'un but, celui de l'engager, dans le cas que son mercure doux ne fût pas bien pur, de le purifier pour qu'un semblable fait ne se renouvellât pas chez quelqu'autre personne ; de surveiller l'exécution des ordonnances des médecins, s'il y avait eu, de la part de ses commis, erreur de dose.... Monsieur Tuech me protesta bien de la pureté de ses médicamens ; mais sa protestation ne pouvait pas détruire l'existence d'un fait sur lequel je n'avais plus alors de plus longue réflexion à faire.

Telle était la situation de cette affaire, dont je n'avais plus entendu parler, lorsque, le 1.er du mois d'août, je reçus la lettre suivante :

« Nismes, le 1.er août 1826,

» *A Monsieur PLEINDOUX père, Chirurgien, à Nismes.*

» A mon arrivée de Beaucaire, j'ai été surpris
» d'apprendre qu'il circulait dans le public de
» Nismes et des environs, que des *pilules* pré-
» parées dans mon officine, d'après votre ordon-
» nance, AVAIT failli occasionner la mort au
» sieur Fabre, teinturier de Nismes. Un pareil
» propos ne peut sortir que de la bouche d'un
» individu aussi vil que méprisable. Persuadé
» d'avance que vous êtes étranger à de pareilles
» bassesses, je vous prie de vouloir certifier de
» la fausseté de pareille imputation dans une dé-

» claration signée de votre main , *dans le délai de*
» *vingt-quatre heures au plus tard* ; votre silence
» seul suffirait pour m'obliger à vous poursuivre
» par-devant M. le procureur du Roi , en calom-
» nie.... Je vous salue. Tuech , *pharmacien.* »

Eh bien , docteur ! comment trouvez-vous cette
lettre ? comment trouvez-vous le style d'un jeune
homme , pharmacien de quatre jours , écrivant
à un vieux médecin qui compte trente-six années
de pratique ; qui ne lui a fait aucun mal , qui
n'avait jamais eu pour lui que des égards et des
civilités ?.... comment trouvez-vous la reconnais-
sance d'un individu dont j'ai été le médecin , il
n'y a que quelques années ? et je suis sûr que vous
devinez de quelle maladie je l'ai guéri.... Devais-je
jamais m'attendre à recevoir une pareille lettre ?...
Quel ton de politesse et d'urbanité ! ... O l'ingrat ! ...
non-seulement il me refuse les titres qui me sont
particuliers , mais même celui que l'on donne à
tout le monde !.... C'en est fait : le drôle manque
de bienséance ; il faut en désespérer.

Le style , c'est l'homme.
Buffon.

Mais il y a plus : à peine j'eus reçu cette aimable
épitre , que M. Fabre me fit prier de passer chez
lui ; ce fut pour me dire que Monsieur Tuech lui
avait envoyé son commis pour lui communiquer

une lettre qu'il m'écrivait. — La voilà. — C'est bien la même que le commis nous a lue à toute la famille réunie ; et lorsqu'il a été à ces mots : *Un pareil propos ne peut sortir que de la bouche d'un individu aussi vil que méprisable*, il s'est arrêté pour nous dire : Voyez comme Monsieur Tuech écrit ferme à M. Pleindoux........ De telle sorte, que c'était à moi que Monsieur Tuech adressait ces admirables épithètes, etc., etc. D'après une telle communication faite à la famille Fabre, la lettre de Monsieur Tuech n'était plus une lettre confidentielle ; et vous allez croire, qu'indigné de tant de bassesses, j'ai pris le revers de la médaille, et j'ai fait à Monsieur Tuech une réponse fulminante... Eh bien! point du tout!... Cette conduite de Monsieur Tuech, les propos qu'il avait déjà tenus, et qui m'avaient été rapportés, me démontrèrent que ce jeune homme avait envie de faire du bruit, de faire un éclat, de faire parler de lui, fût-il d'une manière scandaleuse.... Je dus alors, comme toujours, ne l'imiter en rien, et je lui fis la réponse la plus polie qu'il ait reçue de sa vie ; la voici :

« Nismes, le 1.er août 1826.

« *ALEXANDRE PLEINDOUX*, Docteur
» *en médecine de la Faculté de Mont-*
» *pellier, membre de plusieurs Sociétés*
» *médicales, praticien en cette ville de*
» *Nismes, etc., à Monsieur TUECH,*
» *pharmacien, à Nismes , etc.*

» MONSIEUR ,

» Je viens de recevoir une lettre de vous, datée
» d'aujourd'hui , qui m'a bien étonné ; elle est
» aussi étrangement conçue, que le fait dont il est
» question est extraordinaire ; avant d'y répondre,
» je dois à mon cœur , à vous, Monsieur , une
» déclaration ; la voici :

» Je n'ai jamais eu des motifs de me plaindre de
» Monsieur Tuech ; il m'a toujours paru digne de
» mon estime et de mon amitié ; je le tiens pour un
» des pharmaciens de Nismes des plus instruits, s'il
» n'est pas le plus instruit de tous ; ma conduite à
» son égard est conforme à la sienne ; je n'ai jamais
» rien fait contre lui , ni envie de rien faire qui ne
» soit pas digne de son approbation.

» Voilà, Monsieur, ma profession de foi vous
» concernant. Venons maintenant au motif de votre

» lettre. Je ne sais qui a répandu, dans le public,
» les propos dont vous vous plaignez. Mais ce que
» je sais bien, c'est de n'en avoir parlé qu'à vous-
» même. Je connais ce qu'il faut dire, et ce qu'il
» convient de taire, soit dans notre intérêt, soit
» même dans celui du public. Or, ce qui s'est passé
» chez M. Fabre, n'a été rapporté par moi, nulle
» part, qu'avec vous.

» Mais mon silence ne suffisait peut-être point
» pour détruire un fait; et si une déclaration écrite
» vous devient absolument nécessaire, je m'em-
» presse de vous la donner.

» Il est vrai et de toute vérité qu'un bol ordonné
» par moi, et préparé dans votre officine, a failli
» coûter la vie au sieur Fabre, teinturier.... Main-
» tenant, est-ce ma faute? est-ce la vôtre? est-ce
» celle de vos élèves? ou bien celle du malade?....
» c'est ce que je ne puis vous dire. Ces questions
» ne sont pas faciles à résoudre; mais si leur solu-
» tion vous est indispensable, vous pouvez les
» porter devant quel tribunal que vous jugerez
» convenable; vous me trouverez toujours prêt à
» répondre à votre appel, et à vous donner toutes
» les satisfactions que vous pouvez exiger de moi.

» En attendant, j'ai bien l'honneur de vous saluer,
» et d'être, Monsieur, votre très-humble et très-
» dévoué serviteur, *signé* PLEINDOUX père. »

Cette réponse à la lettre la plus impertinente du monde, aurait dû être le terme de toute discussion; je ne niais point les dangers encourus par M. Fabre.

Peut-on nier la clarté du jour ?

Mais je laissais à Monsieur Tuech la faculté d'en attribuer la cause à ce qu'il aurait voulu. Si ce pauvre garçon n'avait le malheur d'être atteint d'une maladie chronique, le délire ambitieux, il en serait resté là; mais le moyen de s'arrêter, quand on est entraîné par un penchant irrésistible. Jusqu'à ce moment, on ne l'avait rencontré que dans les hôtels des administrations civiles, présenter ses placets, promener ses pétitions, offrir ses mémoires d'un bureau à l'autre, et sans doute il avait résolu de ne point laisser échapper l'affaire de M. Fabre, pour faire partager ses importunités aux autorités judiciaires.

Cependant ma réponse l'arrêta un instant ; mes éloges, qu'il dédaigne aujourd'hui, le flattèrent au 1.er août; car, s'il avait envoyé le matin son commis chez la famille Fabre pour leur communiquer son aimable missive, il y fut lui-même le soir pour leur lire ma réponse, et il leur dit très-positivement : *M. Pleindoux commence bien ; il me rend justice ; il sait que j'ai du talent ; mais il finit mal : il ne veut pas nier les effets du remède, il s'en répentira.*

> Ta nature est de dire des sottises ;
> La mienne est d'aimer la vérité.
>   *Voltaire.*

Vous avez remarqué que jusqu'ici les mots *poison, empoisonnement* n'ont été déclinés par personne ; c'est cependant de ces mots, qui auraient volé de bouche en bouche, dont Monsieur Tuech se plaint : quel est l'imprudent qui, dans cette affaire, les aura prononcés le premier ? Pour l'acquit de ma conscience, j'ai fait sur ce chapitre quelques recherches ; et, s'il faut en croire M. Fabre fils, ce serait un des MM. Saussine, maître teinturier, et ami de la famille Fabre, qui, en demandant des nouvelles du malade, et apprenant qu'on lui avait donné des blancs d'œufs, dit : *On l'avait donc empoisonné.* Voilà le mot lâché ; c'est un maître teinturier (1) qui a déduit la nature du

---

(1) Il ne faut pas en être surpris. On dit depuis long-temps que l'esprit court les rues ; on peut ajouter aujourd'hui que l'instruction veut jouir de la même popularité. Tout le monde lit ; le désir de connaître et d'apprendre est tellement répandu dans toutes les classes de la société, que rien n'est plus naturel que de voir des ouvriers obligés de manier tous les jours les poisons les plus violens, posséder les connaissances les plus étendues de toxicologie.

mal de la connaissance du remède.... Fallait-il ne pas donner des blancs d'œufs ? Je confesse franchement que, dans le moment du danger, je n'ai point pensé à Monsieur Tuech, et, lors même que j'y aurais pensé, j'avoue encore que je n'aurais pas poussé la complaisance jusqu'à laisser mourir le malade, pour éviter à l'apothicaire les désagrémens d'un bruit qui, par la guérison de la maladie, ne devait durer que deux fois vingt-quatre heures, et ne lui porter aucune espèce de préjudice ; et d'ailleurs depuis quand un pharmacien aussi savant que Monsieur Tuech a-t-il oublié que sa profession, comme toutes les autres, a des momens pénibles, des chances désagréables ?.... *Un pharmacien, un médecin, comme hommes publics, appartiennent à tout le monde ; ils sont, comme les monumens, exposés aux yeux et au jugement de tous les hommes.*   Voltaire, *dict. ph.*

Le 23 août, M. le procureur du Roi me fit l'honneur de me demander quelques renseignemens sur ce qui s'était passé chez M. Fabre, teinturier, qu'on avait, me dit-il, failli empoisonner avec des pilules.

Je ne pus m'empêcher de manifester à ce digne magistrat combien j'étais fâché que l'envie de faire du bruit eût poussé Monsieur Tuech jusqu'à venir l'occuper de cette affaire. Cependant, pour satisfaire M. le procureur du Roi, je lui fis lecture de l'article de mon Journal de clinique , où se trouve consignée l'observation de l'accident arrivé à **M. Fabre** , observation que je vous ai donnée littéralement au commencement de cette lettre.

Quelques jours après , je fus cité par-devant **M.** le juge d'instruction, pour déposer vérité dans une procédure instruite contre le sieur **Tuech**, à la requête de **M.** le procureur du Roi.... — Mêmes observations , même lecture..... Ah ! depuis lors , que de tapage , que de dits , que de redits, que de plaintes , que de menaces ! s'il fallait vous les rapporter toutes , il faudrait vous écrire un gros volume.

> Aveugle dans sa haine , pour se justifier
> Jusqu'à la calomnie il osa s'oublier.
> PETIT DE LYON , Méd. du cœur.

Si cette affaire était de nature à pouvoir se traiter plus gaiement, je vous ferai remarquer que le pharmacien Monsieur **Tuech** est plus habile qu'on ne pense ; qu'il est parvenu, bon gré, mal gré, à faire plus de bruit avec une seule pilule, que Crispin n'en a jamais fait avec un picotin. Et qui m'aurait dit qu'à l'occasion de cette pilule, je serais obligé à vous écrire si longuement ?... Mais, pour répondre à votre confiance , j'ai dû le faire ; j'ai dû prendre les choses à leur source , ne confondre ni les temps, ni les lieux ; j'ai dû vous nommer tous les témoins, vous éclaircir toutes les questions et vous faciliter ainsi la connaissance de la vérité, afin que vous puissiez publier hautement que la conduite de Monsieur Tuech, ses propos, ses menaces et son libelle, ne sont que les effets de sa folie ;... que personne ne les a provoqués ; qu'il a créé des chimères et des monstres pour le plaisir de les combattre ; qu'il a pris prétexte d'un fait pour pousser les hauts cris ; que, spéculant sur toute chose, il a voulu faire de cette conduite une spéculation, plaçant sa réputation et ses succès mêmes, dans ce genre de diffamation.

Me voici arrivé maintenant à l'examen de la prétendue Réfutation que vous avez reçue.

S U R

LA PRÉTENDUE RÉFUTATION.

Il est donc vrai, mon cher docteur, que la lecture de ce misérable pamphlet vous a fait sourire de pitié. Il ne vous était pas encore arrivé, me dites-vous, de trouver tant de sottises, d'orgueil, de prévention et de pédanterie, en quinze pages. Cette rapsodie est plate et sans couleur; mais ce serait encore peu de chose, si elle n'était que cela. Les fautes d'orthographe, celles contre la langue, la construction vicieuse des phrases, etc., ne sont rien à côté des perfidies astucieuses, des duplicités, des subtilités trompeuses et des mensonges dont ce pamphlet est rempli (1).

Tel qu'il est, c'est encore une concession. D'après sa lettre du 1.ᵉʳ août, et ses propos dans le public, Monsieur Tuech devait me poursuivre en calomnie devant les tribunaux; mais, peu confiant dans sa cause, il n'a pas voulu l'exposer à l'intégrité de nos juges. Il a préféré la porter à la connaissance du public, dans l'espoir de rencontrer quelqu'un dont la partialité pourrait le consoler du jugement sévère et plein de justice que prononceront toutes les personnes éclairées et sans prévention.

Le premier mensonge commence au premier mot, au titre : ce titre est faux. Le mot *Réfutation* ne s'emploit en rhétorique que pour ré-

---

(1) Que tous ceux qui sont tentés d'écrire de telles infâmies se disent : Il n'y a point d'exemple qu'un libelle ait fait le moindre bien à son auteur ; jamais on ne recueille de profit ni de gloire dans cette carrière honteuse.

Voltaire, *Dict. phil.*

pondre à des objections; en littérature, que pour *réfuter* un livre ou un discours. Dans l'art oratoire, la réfutation est une pièce d'éloquence (et certes ce n'est pas celle de Monsieur Tuech) qui répond aux objections de la partie adverse, et qui détruit les preuves qu'elle a alléguées (1). Or, M. Pleindoux, n'ayant point publié de livre sur l'empoisonnement de M. Fabre, n'ayant tenu aucun discours sur ce fait, n'ayant émis aucune opinion, ayant seulement présenté en confidence d'une consultation de médecins un doute sur les causes d'un fait existant, Monsieur Tuech n'avait rien à réfuter. Il fallait prouver, ou que le fait n'existait pas, ou que le doute n'était point fondé. Le fait est incontestable; le doute, je vais le justifier.

Passons maintenant à la première page du pamphlet.

N'allez pas croire cependant que le mot *Réfutation* ne soit qu'une erreur; c'est une perfidie. Il a voulu, par ce titre, donner à entendre qu'on l'avait accusé, et je vous ai déjà prouvé le contraire. Mais, s'il y a perfidie dans le titre, il y en a bien davantage dans la première page du pamphlet.

---

(1) Voyez *l'Encyclopédie*, article *Réfutation.*

Il commence cette première page par donner mon ordonnance ; mais il la donne tronquée et fausse. Vous venez de la voir cette ordonnance dans la première partie de cette lettre (dans l'*Observation médicale*). Elle porte un gros de mercure doux, un scrupule de rhubarbe (24 grains), au lieu d'un demi-gros (36 grains) ; sirop de sucre, suffisante quantité, *pour diviser en cinq bols ou pilules égales.* Pourquoi Monsieur Tuech a-t-il supprimé cette dernière partie de la formule ?.... Pourquoi ? Pour servir l'ambiguité de sa première phrase, qui donne à entendre à son lecteur que j'ai fait prendre à M. Fabre soixante-douze grains de mercure doux, au lieu de quatorze à quinze qu'il en a réellement pris.

Tous les autres faits cités dans le libelle sont de cette force ; vous n'aurez donc point de peine à conclure que notre mensonger libelliste puise le rafinement de la perfidie dans son cœur, et qu'il a beaucop mieux étudié *Machiavel* que la chimie et le *Codex* de Paris.....

Quelques jours après, je fus accosté par ce médecin, etc. (page 1.re du pamphlet). Je vous ai dit, dans ma première partie, comment et pourquoi j'avais accosté ce pharmacien, et vous avez vu si j'avais fait de grandes phrases...

En le priant de venir avec moi pour examiner le médicament qu'il suspectait.,. il m'était impossible d'examiner le médicament que j'avais suspecté : M. Fabre l'avait avalé....

Il était plus simple d'accepter cette offre qui aurait terminé tout différend entre nous, etc... Vous le voyez, docteur ; l'importance que ce jeune homme veut se donner perce à chaque mot : *tout différend entre nous...*; mais je n'avais point de différend avec *Monsieur Tuech* ; je ne lui cherchais pas querelle; je ne lui adressais pas même un reproche. Je lui faisais part d'un fait ; je lui émettais un doute : en ajoutant, si cela n'est pas, tant mieux; si cela est, faites que cela n'arrive plus, et voilà tous les différends terminés. Je n'avais donc rien à accepter des offres de Monsieur Tuech.

Arrivons au doute : est-il fondé?... Le mercure doux pouvait-il contenir du sublimé corrosif?... Sur cette question que je fis à notre savant pharmacien, il faut le laisser répondre lui-même : « *Je ne dis pas que vous n'ayez été bien fondé* » *à penser que le mercure doux pouvait contenir* » *du sublimé. A nos dernières visites du jury* » *médical, nous avons trouvé chez un pharma-* » *cien de cette ville, du mercure doux qui en* » *contenait presque un quart. M. Fontanés, qui* » *en mit un peu sur la langue faillit s'empoi-* » *sonner, etc.... »* Eh bien, mon ami ! vous l'avez entendu, c'est Monsieur Tuech qui vient de parler !.... Supposons maintenant que mon ordonnance, au lieu d'être portée chez le savant Monsieur Tuech, dont les préparations sont si pures, eût été portée chez le pharmacien dans l'officine duquel Monsieur Tuech avait trouvé du mercure doux contenant un quart de sublimé corrosif ; ne serait-il pas vrai que ce qui n'avait été qu'un *doute chez lui*, aurait été une certitude, si le remède avait été préparé par son confrère ?... Mais si les symptômes que nous avons observés chez M. Fabre, qui a avalé une pilule préparée par vous, ont été de la même nature que ceux qui auraient eu lieu, dans la supposition que la pilule eût été préparée par votre confrère, que faut-il en penser ?.... Docteur, vous êtes un médecin instruit ; c'est à vous à qui je laisse la solution de ces questions importantes....

Vous n'avez pas oublié, sans doute, que la première partie de cette lettre répond au verbiage et à toutes les personnalités qui me concernent, contenues dans les huit premières pages du pamphlet. Il ne me reste donc qu'à justifier la dose du mercure doux.

Comme chimiste, je pourrais hasarder mon opinion. Il y a très-peu de temps que les médecins français ont tenté d'administrer le mercure doux à forte dose, etc... (page 8.me du pamphlet.)

Quel assemblage rare de modestie et de vérité? et sur-tout que d'instruction. Celle-ci, docteur, il ne faut jamais la refuser, de quelle part qu'elle nous vienne, et vous avouerez que *Cadet de Gassicourt*, pharmacien de Paris, qui était un des écrivains des plus éloquens de notre époque, n'aurait pas mieux écrit que ne le sont les pages 8 et 9 de ce que Monsieur Tuech appelle sa *Réfutation*, pour donner à entendre que j'ai administré à M. Fabre le mercure doux à trop forte dose. Quand je vous le disais que Monsieur Tuech était un savant! cependant son érudition manque d'exactitude. Avant de la redresser, commençons par établir quelle est la dose de mercure doux que j'ai ordonnée à M. Fabre; c'est de quatorze à quinze grains, la cinquième partie d'un gros. Cela posé, examinons maintenant depuis quand les médecins français emploient ce médicament à une dose au-dessus de la mienne.

Dès 1660, *Charras*, dans sa *Pharmacopée royale*, et *Galenique* portaient déjà la dose du mercure doux à douze grains.

En 1675, *Lemeri*, que l'on regarde avec raison comme le prince des chimistes français, ordonnait, dans son *Cours de chimie*, vol. in-4.", le mercure doux depuis six grains pour les enfans, jusqu'à trente pour les adultes, pag. 176. Et,

quoique vous ayez lu *Lemeri*, permettez - moi
de vous copier littéralement son article : *Dose et
vertu du mercure doux.* Son usage, dit-il, est pour
toute sorte de maladies v... ; il est désobstructif, et
il tue les vers. Il purge doucement par les selles :
sa dose est depuis six grains jusqu'à trente grains
en pilules.

En 1778, *Macquer* indique la dose du mercure
doux à quatre grains pour les enfans, et de
quinze à dix-huit pour les adultes. (*Dictionnaire
de chimie*, tom. 2, pag. 576.)

En 1780, *Lieutaud*, dans son *Précis de matière
médicale*, 2 vol. in-8.° , s'exprime ainsi (1.er vol.,
pag. 247) : « Le mercure doux, *aquila alba*, réussit
» parfaitement dans les maladies v....; on se trouve
» bien de son usage dans la jaunisse ; il soulage
» les asmatiques, etc. On prescrit le mercure doux
» depuis quatre grains jusqu'à vingt et davantage....
» Ce remède ne se donne jamais seul; on le pres-
» crit sous la forme de bol en le mêlant avec de
» la pulpe de casse, des extraits, de conserve, etc.;
» il s'ordonne quelquefois avec des potions purga-
» tives. »

Lieutaud termine son article du mercure doux,
par ces paroles remarquables : « *La prudence exige
» qu'on ne prenne que celui qui est composé par
» d'habiles artistes, parce que, s'il n'était pas pré-
» paré avec soin, il serait capable de faire beau-*

(25)

» *coup de mal, comme l'expérience me l'a démontré.* »
D'après ces paroles, il paraîtrait bien qu'il serait
arrivé au docteur Lieutaud, premier médecin
du Roi, quelque chose de semblable à ce qui
s'est passé chez M. Fabre.

Il n'y a rien de nouveau sous le soleil.

Venel, dans son *Précis de matière médicale*,
2 vol. in-8.°, dose de mercure doux, depuis 4 grains
jusqu'à un scrupule (24 grains).

Desbois de Rochefort, dont l'excellent *Traité de
matière médicale* (2 vol. in-8.°; Paris, 1779) a
eu une telle vogue, qu'il se trouve dans les mains
de toutes les personnes qui s'occupent de l'art de
guérir, en donnant la dose du mercure doux,
dit, tom. 1.er, pag. 227 : « La dose, comme
» altérant, est de quatre, six, huit grains. A huit
» grains, il commence d'être purgatif, même chez
» les adultes. Cependant, quand on le donne
» comme purgatif, c'est toujours à une dose plus
» forte et uni avec d'autres purgatifs. »

Voilà les prescriptions des anciens, sur les doses
du mercure doux. Citons quelques modernes :

M. le docteur *Pougens*, dans son *Dictionnaire
de médecine pratique* (4 vol. in-8.°; Paris, 1820),
donne la formule d'une poudre purgative, ainsi

composée : Prenez jalap en poudre, quarante grains; mercure doux, vingt grains. Mêlez bien, et prenez dans un pruneau cuit ou de tout autre manière. (Tom. 4, pag. 1473.)

M. *Fievée*, *Pharmacologie magistrale* (1 vol. in-8.º; Paris, 1822), donne, pag. 235, une formule purgative où le mercure doux est porté à un gros (72 grains), pour trois fois.

Cadet de Gassicourt, de Paris, et *Bories*, de Montpellier, rapportent, dans leur formulaire, des prescriptions où la dose du mercure doux est toujours portée au-dessus de vingt grains.

Vous citerai - je maintenant un article inséré dans le cahier de mai dernier, de la *Revue médicale*, tom. 2, de 1826, pag. 311 et suivantes, intitulé : *Nouvelle manière d'administrer le calomel* (mercure doux), où se trouvent analysées des observations sur l'usage de cette substance, dont la dose est portée de vingt à quarante-huit grains, pag. 320, lig. 1.ʳᵉ L'auteur des observations analysées, dans l'article ci-dessus, dit, en termes fort clairs, pag. 321, lign. 5 : « La pré- » paration dont je me sers généralement est *vingt* » *grains de mercure doux et quatre grains de rhu-* » *barbe*, que le malade prend le soir en se cou- » chant. » De telle sorte, que, dans le bol pris par M. Fabre, je n'ai d'autre mérite que d'avoir diminué la dose du mercure doux de plus d'un quart..... Mais cette autorité ne saurait m'être d'aucune utilité ; notre illustre chimiste , *dans son opinion* , a frappé d'anathème la pratique des médecins anglais , parce que , dit-il , les pharmaciens d'Angleterre *préparent mieux le mercure doux que les pharmaciens du midi de la France* (pag. 9, ligne 4.ᵉ du pamphlet). Mais pourquoi , je vous prie , les pharmaciens du midi de la France ne préparent-ils pas le mercure doux à la méthode anglaise , puisqu'ils la reconnaissent meilleure ? Dans tant d'autres choses , on cherche si souvent à imiter nos voisins d'outre-mer , qu'il y aurait du mérite à le faire dans ce qu'ils font de bien.

> Quand , sur une nation , on prétend se régler ,
> C'est par les beaux côtés qu'il lui faut ressembler.

Mais puisque l'autorité des médecins anglais est récusée par ce savant apothicaire , terminons cet article par deux citations toute françaises :

M. *Guérin* , médecin à Bordeaux , a fait prendre , il y a peu de temps , à une jeune dame atteinte de tænia , un gros d'huile éthérée de bourgeons de fougère mâle , avec *vingt-deux grains* de mercure doux. La malade expulsa une longue portion du tænia sur laquelle on distinguait la tête du ver..... (Voyez la Notice des travaux de la société royale de médecine de Bordeaux, in-8.º , 1826 , pag 38, lig. 14).

M. le docteur *Sainte-Marie* , médecin célèbre de Lyon , a publié, en 1820, un ouvrage intitulé : *Nouveau formulaire médical et pharmaceutique.* Cet ouvrage a mérité du monde savant des éloges universels. Cet illustre praticien donne des conseils sur l'emploi du mercure doux, que vous ne serez sans doute point fâché de trouver ici. « A faible
» dose, dit-il, le calomel (mercure doux) excite
» les organes salivaires ; il détermine très-promp-
» tement la salivation; donné, au contraire, à très-
» haute dose , et, par exemple , à celle d'un , de
» deux ou de trois scrupules (72 grains), dans les
» vingt-quatre heures , même à des jeunes sujets ,
» il agit comme purgatif; il devient même alors un
» purgatif *sui generis* , excitant sur - tout l'action
» organique du foie , et donnant lieu constamment
» à des déjections alvines d'un jaune verdâtre, que
» l'on ne saurait mieux comparer qu'à des sucs
» d'herbes fraîches , liées ou broyées avec des jaunes
» d'œufs. Tel est le principe d'après lequel a été
» instituée la méthode de traitement contre l'hy-
» drocephale aiguë des enfans. La dose de calomel
» à employer dans cette méthode , ne saurait être
» précisément déterminée que par ses effets ; et
» il faut rapidement l'augmenter jusqu'à ce qu'on
» obtienne les selles verdâtres et herbacées dont
» j'ai parlé.....

» La première fois que j'employai le calomel à
» cette dose et contre cette redoutable maladie ,

» le pharmacien qui fournissait le remède , fut
» effrayé en apprenant qu'*un petit garçon, à peine
» âgé de trois ans*, consommait plus d'un scrupule
» (24 grains) de mercure doux dans les vingt-
» quatre heures... Je lui exposai mon plan de trai-
» tement ; je lui appris l'espèce singulière de
» médication qu'on obtenait du mercure doux
» administré à cette dose extrême. Comme c'était
» un homme d'esprit et capable de m'entendre
» (ce n'était pas Monsieur Tuech), aucun de mes
» raisonnemens fut perdu. Je le conduisis auprès
» du jeune malade : il reconnut la nature des dé-
» jections alvines , et remarqua avec surprise
» qu'elles avaient lieu *sans colique , sans douleur,
» ni métuorisme , ni dureté du ventre.* (Comparez
» ces symptômes avec ceux observés chez M.
» Fabre.) Pour achever de le convaincre , je lui
» fis lire , dans l'ouvrage d'un célèbre médecin
» anglais , un passage où cette méthode thérapeu-
» tique est exposée avec la plus grande exactitude;
» et il demeura convaincu que j'avais parfaitement
» calculé mes moyens avant de les employer , et
» que j'avais pour moi *le double appui de l'expé-
» rience et du raisonnement.* » (Ouvrage cité, pag.
41 , 42 et 43.)

C'est donc une méthode qui a pour elle le
double appui de l'expérience et du raisonnement,
qui est appelée *homicide* (pag. 8 du pamphlet).
Ce sont les Charras, les Lemeri, les Lieutaud, les

Macquer, les Venels, les Desbois de Rochefort, les Pougens et tous les médecins plus ou moins illustres qui, depuis 1660 jusqu'à ce jour, ont ordonné le mercure doux au-dessus de la dose de quinze grains, qui sont appelés *des praticiens, dont le savoir se borne à quelques notions élémentaires de médecine* (voyez les notes de la pag. 9 du pamphlet) ; et par qui ? par un jeune homme reçu pharmacien il y a quatre jours.... De telles extravagances n'ont pas de nom.

Les hommes sont ce qu'ils doivent être : un sot porte des sottises, comme un sauvageon porte des fruits amers.
HELVÉTIUS, *Trait. de l'Esp.*

J'aurais pu vous rendre ma justification, sur la dose du mercure doux donnée à M. Fabre, beaucoup plus courte... Je suis arrivé à un âge où l'on peut dire sans vanité, j'ai vu ; conséquemment vous assurer que je donne, depuis trente-six ans, le mercure doux aux enfans et aux adultes, dans différentes maladies, et à des doses indiquées depuis un grain jusqu'à vingt grains, selon l'âge, le tempérament du malade et la nature de la maladie, et qu'il ne m'est jamais rien arrivé de pénible, ni de désagréable, cette assurance vous eût suffi (1) ; mais ce n'aurait pas été assez pour con-

---

(1) Pour ne pas être trop *verbeux*, je ne vous communiquerai point ici un millier de cas particuliers, comme

vaincre Monsieur le chimiste pamphlétaire : il me fallait une plus grande somme d'autres preuves irrévocables pour terrasser sa modeste ignorance,

---

je pourrais le faire ; mais j'ai des raisons pour vous donner connaissance des deux suivans :

Je demande très - humblement pardon aux personnes que je vais nommer ; elles ne m'en voudront pas , lorsqu'elles sauront que l'on m'a placé dans la nécessité de ne pouvoir faire autrement.

A la même époque , je crois même dans la même semaine que j'ordonnais à M. Fabre les bols en question , je les ordonnais également, et formulés de la même manière et à la même dose , à deux autres personnes, et pour des causes différentes ; je les ordonnais, dis-je , à Mme Seligmann aîné , et au sieur Berton , garçon limonadier chez M. Jalabert , café de l'Harmonie. Les bols destinés à Mme Seligmann furent préparés dans la pharmacie de M. Bellile-Fournier , et ceux pour le jeune Berton , dans celle de M. Moustardier et Pleindoux jeune. Mme Seligmann prit le premier bol ; il ne lui fit aucun effet ; seulement elle crut avoir sué un peu plus qu'à l'ordinaire , mais point de selle , et sur-tout point de vomissement. L'absence de tout effet purgatif prouvait l'innocence du remède et la faiblesse de la dose , et je conseillai à Mme Seligmann , pour le lendemain matin , d'avaler deux pilules au lieu d'une seule. Elle s'y refusa dans la crainte que les deux secondes ne lui fissent pas plus d'effet que la première ; elle préféra être évacuée par une médecine liquide.

Le sieur Berton , au contraire , prit, non - seulement les cinq pilules , une de deux jours l'un , mais cette dose et démontrer que ce n'est pas *depuis très-peu de temps que les médecins français* donnent le mercure doux à la dose de quinze grains et au-dessus. Vous n'avez pas oublié que ce temps date du commencement du dix-septième siècle.

La vérité ne s'effraye point des recherches ; elle ne craint point les analyses ; elle reste toujours debout , et triomphe toujours de l'erreur et du mensonge.

Voltaire , Dict. phil.

Si ce n'eût été l'assertion non équivoque de cet empoisonnement, etc... (page. 9 , lig. 1.re du 2.e paragraphe du pamphlet)... Le mot empoisonnement présente l'idée d'un crime ; l'existence du crime établit celle d'un coupable... Jamais personne n'a dit ni pensé que M. Fabre eût été empoisonné criminellement ; on n'a donc jamais fait à qui que ce soit l'exécrable injure d'une telle accusation. Il y a plus ; c'est que, parmi les gens de l'art, le mot

---

fut répétée, et il en prit cinq autres , ce qui fit dix bols en vingt jours ; chaque bol lui procura deux ou trois selles assez copieuses de matières de couleurs herbacées , sans colique , sans orage , et le guérirent radicalement de la maladie pour laquelle je les avais ordonnés.

Notre estimable collègue, M. le docteur Reveille, m'a autorisé de vous dire qu'il a aussi beaucoup de confiance aux effets du mercure doux ; qu'il l'emploit souvent, et que sa dose ordinaire pour les adultes est de vingt grains.

empoisonnement n'est sorti que de la bouche de Monsieur Tuech. Sa mauvaise foi se rencontre par-tout ; il vous cite ici ma lettre du 1.er août, en réponse à la sienne. Vous avez cette lettre fidèlement rapportée dans la première partie de celle-ci ; relisez-la, cette lettre, et vous verrez si le mot empoisonnement s'y trouve, et si elle vous en donne une assertion *non équivoque.* Ce mot n'a été porté à la connaissance du public que par le pamphlet de Monsieur Tuech.... Mal-adroit défenseur, si vous admettez l'existence d'un empoisonnement, lorsqu'il est démontré, lorsqu'il est prouvé, par toutes les autorités de la terre, que quinze grains de mercure doux, préparés comme il faut, ne peuvent empoisonner personne, dites-nous où est l'empoisonneur ?

C'est ainsi que le doigt de la Providence se fait remarquer dans toutes les actions des hommes ; c'est ainsi qu'un méchant qui ourdit la perte d'un galant homme, prépare souvent la sienne.

Un moraliste.

Ce qui m'étonne le plus, c'est que Monsieur Tuech ait pu croire qu'il persuaderait au public que j'avais voulu lui nuire chez M. Fabre ; mais la conduite que j'ai tenue dans cette affaire ne prouve-t-elle pas tout le contraire ? Si j'avais voulu nuire à Monsieur Tuech, je m'en serais pris différemment, et une seule circonstance, dont Monsieur

Tuech s'est bien gardé de parler, va le démontrer d'une manière évidente. Après que le malade fut guéri, pour examiner si dans la confection des bols il n'y avait pas eu erreur de dose, des quatre bols restans j'en pris un (1). Si j'avais voulu nuire à Monsieur le pharmacien, je les aurais pris tous les quatre ; ils étaient à ma disposition. Saisi des bols, j'aurais dit à la famille Fabre, et à lui-même, que le danger qu'il avait encouru venait d'une erreur de Monsieur son pharmacien, qui, au lieu de lui donner du mercure doux bien pur, il s'était servi d'une drogue qui avait failli le tuer. Les quatre bols dans mes mains, point d'analyse (2), point de pamphlet, Monsieur Tuech aurait eu beau crier que son mercure doux est pur ; nous lui aurions répondu que celui des pilules ne l'était pas, ou qu'elles avaient été composées avec une

------

(1) Ce fait est connu de toute la justice et de Monsieur Tuech lui-même.....

(2) On fait beaucoup de bruit de cette analyse ; j'ignore absolument comment elle s'est opérée. Dans ma cause, je n'ai nul intérêt ni de la relever, ni de la critiquer. Je dois donc n'en rien dire ; dailleurs toutes les analyses du monde n'infirment point un fait.....

Les inquisiteurs de Rome, en condamnant Galilée, n'arrêtèrent point les mouvemens de la terre.....

substance délétère , au lieu de mercure doux; et il nous aurait été facile de lui prouver , par mille antécédens , que ces erreurs arrivent quelquefois... Alors le préjudice porté à Monsieur le pharmacien était terrible. Cela est si vrai, que Monsieur Tuech est forcé d'en convenir lui-même. *Combien ma situation*, dit-il (dans la deuxième note de son pamphlet, page 13), *aurait été fâcheuse faute de bols.* Eh bien, Monsieur ! qui vous les a donnés ces bols ? Si j'avais voulu profiter de ce qui était arrivé à M. Fabre, pour vous nuire, comme vous en avez profité pour faire du scandale, vous ne les auriez pas eu. Ces quatre mots répondent à tout. J'aurais dit au malade et à sa famille, et non à vous-même , ce que j'avais pensé de vos bols, et vous étiez perdu.

Accumulons les argumens et ne laissons rien ignorer. De quoi s'agit-il ?.., et quelle a été ma conduite dans ce qu'il s'agit?.... Vous le savez déjà : M. Fabre se portait bien ; il n'était point malade; ce qui ne m'exposait pas à faire erreur de maladie , ni à mettre en défaut ma *manière d'observer en médecine* (pag. 9 du pamplet). Il prend par précaution , pour éloigner des accès de goutte qui le prennent de temps en temps , mais qu'il n'avait nullement le 21 juillet, un bol purgatif; quelques momens après , il est moribon; donc que ce bol lui a fait mal. La substance qui faisait la base du bol avalé par le malade , lorsqu'elle n'est pas bien purifiée, développe les mêmes symptômes que ceux qu'il éprouve ; donc que je suis autorisé de penser que le bol avait pour base du mercure doux mal purifié. (Vous n'avez pas oublié que Monsieur Tuech a pris le soin de justifier ce soupçon). Mais , pour ne pas nuire à Monsieur le pharmacien, je me tais sur les soupçons que j'ai ; je cache mes doutes , j'attribue les accidens existans à une cause imaginaire , et je me contente de guérir le malade par les moyens indiqués.

Je ne parle confidentiellement de ce fait qu'à Monsieur le pharmacien qui avait préparé le bol , et cela uniquement dans ses propres intérêts et dans ceux de l'humanité.... Pouvais-je être plus généreux ? pouvais-je mieux me conduire?... Vous-même, mon cher docteur, auriez-vous pu tenir une conduite plus loyale?... Vous est-il démontré que j'ai voulu nuire à Monsieur Tuech ?....

Et c'est cette conduite pleine de générosité et de bonhomie, qui a nécessité des dénonciations à la justice, des requêtes , des propos, des menaces , etc. , etc..... C'est cette conduite qui m'a valu un pamphlet dégoûtant de sottises, où je suis accusé d'ignorance , d'incurie et de mauvaise foi ; où enfin je suis attaqué dans mon honneur et dans ma réputation. O , mon ami ! chargez-vous de caractériser une telle indignité ! pour moi , les expressions me manquent.

La perte de la vie est moins que celle de l'honneur et de l'estime publique....

Plaidoyer pour Bandelocque; *édit. in-4.°*

Le libelle de *Monsieur* Tuech ne parviendra point à atteindre son but. Ma réputation, celle de mes fils , est établie sur des fondemens qu'un homme tel que lui ne parviendra jamais à ébranler... Quant à moi personnellement, exerçant l'art de guérir , dans le département du Gard , depuis trente-six ans ; l'exerçant à Nismes depuis vingt ans , je suis généralement connu ; tout le monde sait que les moyens d'intrigue , les bassesses, le mensonge, n'ont jamais été mon fait. (*De moi seul, soutenu par des travaux constans , j'ai voulu mériter l'approbation des sages, sans trop me mettre en peine ni de la jalousie ni des traits des méchans*). Mon caractère et ma franchise est de la connaissance de tous ; mes contemporains , les vieillards, même les jeunes gens , savent que , dans aucune action de ma vie , l'on n'a observé ni égoïsme, ni méchanceté , ni hypocrisie.

J'appelle un chat, un chat, et Rolet un frippon.
Boileau.

Je sais qu'un peu d'orgueil perce dans ce langage,
Mais quand dans son honneur on se voit insulté,
Certes, la modestie est une lâcheté.
Un philosophe.

Ici ma tâche serait remplie si je figurais seul dans le pamphlet de Monsieur Tuech , et si je n'avais à répondre à la dernière question que vous m'avez faite.

Vous me demandez , mon cher docteur, si l'esprit de corps ne s'est pas un peu montré dans cette affaire ; si Messieurs les pharmaciens n'ont pas un peu souri de satisfaction à l'apparition du pamphlet de leur confrère? Je ne le pense pas. Parmi ces Messieurs, il n'y a pas , heureusement, un second Tuech ; ils ont tous d'autres principes. Ceux à qui j'ai parlé de ce pamphlet, depuis qu'il a paru , tous m'ont dit qu'il était mauvais ; qu'il dé‑ gradait également la plume et la probité de son auteur.... Croyez donc , mon cher docteur, que , par le temps qui court , l'esprit de corps, comme tant d'autres abus , n'a pas assez de puissance pour étouffer la raison, Mais si, dans le nombre, il s'en trouvait (ce que je regarde comme impossible) un seul qui fût assez petit pour épouser la querelle de Monsieur Tuech, MM. les médecins auraient bien plus de raison de prendre parti pour ma dé‑ fense (1); car, d'après ce qui m'arrive , quel est le praticien qui voudra jamais adresser à Monsieur Tuech , une ordonnance un petit peu délicate ?

------

(1) Je ne releverai pas ici l'insulte faite à la Société de médecine du Gard , pag. 5 du pamphlet , parce que tout le monde l'a comprise et jugée.

S'il en mésarrivait , n'aurait-il pas à craindre , ou une dénonciation au procureur du Roi , ou un libelle de quinze à trente pages ? Ce proverbe , *passez-moi le séné , je vous passerai la rhubarbe* , qui a été reçu dans le monde , a dû prendre-naissance dans le commerce moral qui a lieu entre les médecins et les apothicaires. Qui de nous aujourd'hui , pourrait compter sur les effets de ce sage proverbe , si Monsieur Tuech était l'apothicaire.

> Du fameux Tullius la rapide éloquence
> Serait même en défaut devant son arrogance.
>
> *La Luciniade.*

Ce qui vous a étonné le plus , c'est d'avoir rencontré , dans le pamphlet de Monsieur Tuech , le nom de mon fils Étienne ; vous avez même remarqué , avec raison , que sa diatribe est plus virulente contre mon fils , qui ne lui a rien fait , que contre moi, dont il se plaint ; mais c'est là une suite de son système de diffamation : il lui faut du scandale et force débit d'injures et d'impertinences. Je vous le demande ?...... qu'ont de commun les thèses de mes fils et l'observation publiée par mon fils Étienne , dans la *Revue médicale* , il y a neuf mois , sur l'angine rabienne , avec l'empoisonnement de M. Fabre ; c'est bien à Monsieur Tuech à critiquer une observation qu'il n'a pas su lire , puisqu'il fait dire à mon fils précisément le contraire de ce qu'il a dit. Il lui fait réfuter ce qu'il a affirmé, et affirmer ce qu'il a réfuté. Vous avez la *Revue médicale*, relisez cette observation, si vous en avez le temps, et vous serez convaincu du cas que vous devez faire des assertions de Monsieur Tuech.

Le but de cette observation est d'ailleurs rempli dans l'intérêt de la science ; elle a jeté les fondemens d'une nouvelle doctrine sur l'hydrophobie ; c'est par ce motif qu'elle a été citée par plusieurs journaux de médecine. M. Miquel a critiqué la théorie de mon fils, parce qu'il l'a trouvée trop conforme à celle de la médecine physiologique de M. Broussais, dont M. Miquel s'est déclaré l'ennemi ou l'antagoniste ; les autres journaux (1) ont loué, non-seulement l'observation, mais les conséquences que mon fils en a déduites. Et c'est bien à un apothicaire comme Monsieur Tuech, à s'ériger en juge entre les principaux rédacteurs des journaux de médecine.

L'autopsie cadaverique Daillaud (pag. 10 du pamphlet). ... Je demanderais encore comment Monsieur Tuech pouvait-il savoir ce qui se passait à Beaucaire le 24 juillet 1825, tandis qu'il me semble démontré, par quelques renseigne-

---

(1) Voyez l'Hygie , cahier de mars 1826 ;

Les Éphémérides méd. de Montpellier , tom. 1.er , pag. 597.

mens que j'ai recueillis, que, dans le même moment
que mon fils était dans le cimetière de Beaucaire,
à faire des recherches utiles à la science et à la
conservation des hommes, Monsieur Tuech ins-
pectait les voiries de Nismes, pour voir le parti
qu'il pourrait en tirer ?....

Comment, les voiries de Nismes ? allez-vous
me demander ; oui, Monsieur, les voiries de
Nismes.... Vous savez bien que notre adversaire est
un faiseur d'embarras, un être qu'une ambition
sordide dévore... Vous connaissez son projet d'éta-
blissement d'un bureau de nourrices, les mémoires
et les réglemens qu'il a rédigés à cet égard, les
importunités dont il a fatigué, et toutes les autorités de la ville, et la Société de médecine. Eh
bien ! ce bureau ne luit plus aujourd'hui à ses
yeux d'une manière assez brillante, ou plutôt assez
lucrative. Il ambitionne dans ce moment une place
beaucoup plus conforme à son talent ; et cette
place est ... , permettez-moi de vous la taire : elle
sent trop mauvais (1).

C'est ainsi que la hardiesse animée par la faim pro-
duit des monstruosités.

VOLTAIRE, Dict. phil.

____

(1) Et voilà l'homme qui a l'impudence de donner
aux autres des conseils sur les moyens de se faire une
bonne réputation.

Voilà ma réponse à votre obligeante lettre ; je suis entré dans assez de détails pour me justifier et vous convaincre, mon cher docteur, que je n'ai pas cessé un instant de mériter votre estime et votre considération ; maintenant je puis suivre vos conseils. Vous me recommandez de ne point répondre au sieur Tuech, de mépriser ses infâmies et lui-même, *parce qu'ils ne valent pas la peine qu'on en parle.* Je vous en remercie ; cela a toujours été mon opinion. Vous pouvez faire de ma lettre l'usage que l'intérêt que vous daignez me porter vous inspirera ; mais soyez bien convaincu que désormais je garderai le silence. Monsieur Tuech peut débiter ses sottises, imprimer des nouveaux pamphlets, porter ses coups sans ménagement, vomir sa rage impuissante par toutes les voies ; le mépris seul dont il est digne, sera ma réponse.

Crachez sur un serpent, sa force l'abandonne ;
Il se mange lui-même, il se dévore, il meurt.

Lucrèce, trad. de Volt.

Ni moi, ni aucun des miens nous ne nous abaisserons point à entrer en discussion avec un tel homme ; nous ne le reconnaîtrons jamais pour un adversaire digne de nous.

Tel , au bord d'un marais, l'ami de la nature
Voit le peuple grenouille agiter l'onde impure ;
Ce spectacle est l'objet de ses délassemens ;
Il s'endort au *bruit* de ses croassemens.

La Luciniade.

Daignez , Monsieur , agréer mes salutations et
mon respect.

PLEINDOUX père.

A NISMES , CHEZ J. B. GUIBERT , IMPRIMEUR DU ROI.

www.ingramcontent.com/pod-product-compliance
Ingram Content Group UK Ltd.
Pitfield, Milton Keynes, MK11 3LW, UK
UKHW021145140726
13695UKWH00005B/1956